CONTRIBUTION A L'ÉTUDE

DE

# L'INFLUENCE DE LA GROSSESSE

SUR

# LE CORPS THYROIDE

PAR

**Léon PLET**

DOCTEUR EN MÉDECINE DE LA FACULTÉ DE PARIS

PARIS

ALPHONSE DERENNE

52, Boulevard Saint-Michel, 52

1881

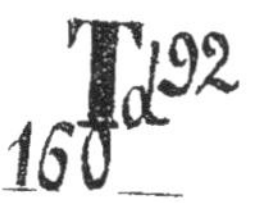

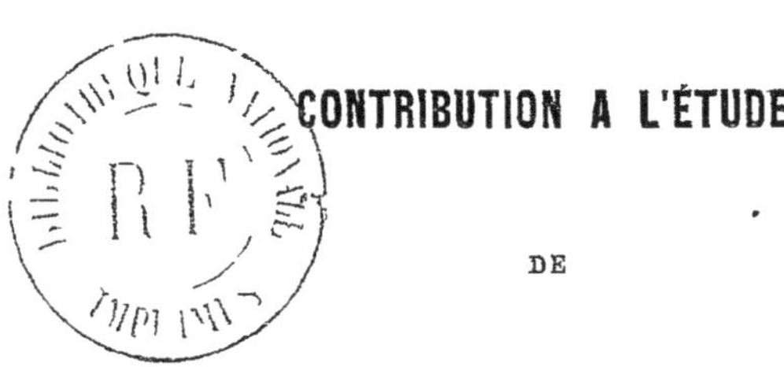

CONTRIBUTION A L'ÉTUDE

DE

# L'INFLUENCE DE LA GROSSESSE

SUR

# LE CORPS THYROÏDE

PAR

**Léon PLET**

DOCTEUR EN MÉDECINE DE LA FACULTÉ DE PARIS

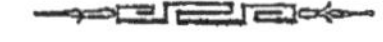

PARIS
ALPHONSE DERENNE
52, Boulevard Saint-Michel, 52
1881

A LA MEMOIRE DE MON PÈRE

A LA MEMOIRE DE MA MERE

A MON PRESIDENT DE THÈSE

M. LE PROFESSEUR DEPAUL

Membre de l'Academie de Médecine

Professeur de clinique obstetricale

Officier de la Legion d'honneur

# CONTRIBUTION A L'ÉTUDE

DE

# L'INFLUENCE DE LA GROSSESSE

SUR

# LE CORPS THYROIDE

## INTRODUCTION

« L'état de grossesse, dit M. Ollivier, amène dans la constitution de la femme des modifications organiques et fonctionnelles et ces modifications existent non-seulement dans l'utérus, mais encore retentissent sur la plupart des autres organes. Il en résulte que la femme enceinte se trouve soumise à des accidents aussi nombreux que variés, les uns passagers, les autres permanents. Les premiers disparaissent d'habitude après l'accouchement, les autres persistent et deviennent le point de départ de certaines maladies chroniques. »

Sans nous arrêter aux phénomenes bien connus qui surviennent du côte de l'utérus et de ses annexes, nous allons rapidement énumerer les principaux troubles gravidiques, dont la femme peut être atteinte.

On a longtemps discute sur la nature du changement

apporté par la grossesse dans la composition du *sang* de la femme. Il paraît demontré aujourd'hui, à la suite des recherches d'Andral et de Gavarret, que le nombre des globules rouges diminue pendant la gestation, surtout dans la dernière période. D'après les analyses des auteurs precedents le poids des globules desséchés, qui à l'etat normal est de 127 pour 1000, descendrait alors en moyenne à 111. Le chiffre des globules blancs s'accroîtrait au contraire dans une notable proportion ; il y aurait, selon l'expression de Virchow, une véritable leucocytose physiologique. L'albumine tomberait de 70 a 66, et la fibrine après avoir commencé par diminuer deviendrait finalement plus considérable pendant les derniers mois.

M. Peter, dans ses leçons de clinique médicale, attribue à une pléthore générale les troubles qui surviennent dans la santé de la femme enceinte. Suivant cet auteur la masse du sang augmenterait, surtout pendant les derniers mois de la grossesse. « Il y a, dit-il, une nouvelle quantite de sang, absolument adventice quant a l'organisme de la femme, qui vient s'ajouter a la quantité du sang propre et necessaire à celle-ci. » Nous ignorons si les choses se passent réellement ainsi : mais en admettant l'existence de cette augmentation de la masse sanguine, le savant professeur explique facilement la production de certains phénomènes physiologiques, qui surviennent chez la femme enceinte.

Et en effet cette modification sanguine entraînerait forcément la distension du système vasculaire et la congestion d'un grand nombre d'organes. De même aussi le cœur, ayant à exécuter un travail plus considérable, augmenteiait de volume à l'exemple de tous les muscles de l'économie.

Quelle que soit l'explication qu'on veuille en donner, il n'en est pas moins vrai qu'il survient une hypertrophie du *cœur* pendant la grossesse ; ce fait a été démontré par Larcher en 1857 et, depuis ce temps, il a été universellement admis. Cette modification du muscle cardiaque ne détermine ordinairement pas de désordres bien appréciables, mais lorsqu'il existe une ancienne lésion valvulaire, il peut en résulter des accidents exceptionnellement dangereux. M. Peter a observé plusieurs cas de troubles pulmonaires de nature asphyxique, qui étaient survenus chez les femmes enceintes affectées de lésions mitrales. D'autre part M. Ollivier, dans un article publié en 1873 dans les *Archives générales de médecine*, affirme qu'un certain nombre de myocardites et d'endocardites tant aigues que chroniques, ne reconnaissent d'autre cause déterminante que la grossesse.

Du côté des *poumons*, il y aurait, suivant M. Peter, une pléthore physiologique et une élévation de la température de l'organe pendant la gestation. « De même, dit-il, que le cœur de la femme grosse bat pour deux, ainsi ses poumons respirent aussi pour deux. » Chez certaines femmes enceintes on voit survenir quelquefois des hémoptysies et des accès de suffocation qui peuvent revêtir un caractère sérieux.

Le *foie* est aussi habituellement congestionné chez la femme enceinte. D'un autre côté la coincidence de l'ictère grave avec la grossesse a été notée par bon nombre d'auteurs.

Les *reins* sont aussi le siége de troubles circulatoires ;

l'albuminurie transitoire qui est si frequente pendant la grossesse, le démontre assez clairement. Chez un certain nombre de femmes, mortes à la suite d'acces eclamptiques, on a rencontre un grand nombre de fois des altérations du parenchyme rénal.

L'*estomac* de son côté eprouve quelques desordres fonctionnels. Si les vomissements incoercibles sont heureusement assez rares, il est au contraire très fréquent de rencontrer des depravations du goût et de simples difficultes de la digestion.

Nous ne parlerons pas du remarquable developpement que prennent les mamelles de la femme enceinte, ce serait depenser inutilement notre temps.

Du côté du *systeme osseux*, l'influence de la grossesse se manifeste par la production d'osteophytes et dans quelques cas par l'apparition d'une redoutable affection, nous voulons parler de l'osteomalacie.

La *peau* elle-même ne peut se soustraire a cette altération genérale de l'organisme maternel Un grand nombre de points de sa surface, tels que l'areole du mamelon, la ligne blanche etc., deviennent le siege d'une pigmentation plus ou moins marquee.

Le *systeme nerveux* n'est pas exempt non plus de certains troubles fonctionnels ; qu'il nous suffise de signaler les névralgies, les paralysies, les changements du caractere et les cas bien connus de folie puerperale.

Il nous reste enfin a parler du *corps thyroide* qui, lui aussi, subit differentes modifications pendant l'etat de gestation ; c'est ce que nous allons essayer d'etudier dans ce modeste travail.

## CONSIDÉRATIONS SUR LA STRUCTURE ANATOMIQUE ET LA PHYSIOLOGIE DU CORPS THYROÏDE

Avant d'aborder la question qui doit faire l'objet de notre étude, nous croyons qu'il ne sera pas sans quelque utilité de résumer en peu de mots les résultats des derniers travaux qui ont été publiés sur l'histologie et la physiologie du corps thyroïde.

*Anatomie.* — Le poids moyen du corps thyroïde serait de 22 à 24 grammes suivant Sappey, de 33 d'après Meckel. Chez la femme cet organe serait beaucoup plus volumineux que chez l'homme : ce qui concorde pleinement avec ce que nous allons dire plus loin à propos de l'origine du goître

En 1873, M. Boéchat, après une série de recherches faites dans le laboratoire de Ranvier, a publié une thèse très remarquable sur la structure du corps thyroïde, nous avons emprunté à ce travail une partie des détails qui vont suivre.

Nous pouvons considérer dans le corps thyroïde :

1° Une trame cellulo-fibreuse qui forme une enveloppe très mince à l'organe, analogue à la capsule de Glisson pour le foie. De la face profonde de cette membrane partent un grand nombre de cloisons, qui elles-mêmes donnent naissance à d'autres lamelles secondaires. Celles de premier ordre divisent la glande en plusieurs loges, renfermant chacune des groupes plus ou moins considérables de vésicules, celles de deuxième ordre séparent chaque vésicule des autres vésicules voisines.

2° Des vésicules qui, d'après Boéchat, possèdent une enveloppe mince, formée d'une couche continue de cellules épithéliales aplaties; suivant ce dernier auteur, les vésicules thyroidiennes communiqueraient les unes avec les autres; Sappey au contraire soutient qu'elles sont indépendantes et fermées de toutes parts, que ce sont en un mot de véritables follicules clos. Dans l'intérieur de ces vésicules on trouve une matière colloide de nature albumineuse; elle proviendrait soit d'une secrétion des cellules de la paroi, soit d'une modification particulière de ces mêmes cellules.

3° Des vaisseaux sanguins qui sont tres nombreux et tres développés; ils penètrent dans l'interieur de l'organe et s'y ramifient en suivant les cloisons fibreuses. Les vaisseaux lymphatiques, suivant Boéchat, occuperaient une place importante dans la glande; leurs extrémites viendraient envelopper les vésicules dans leurs mailles.

*Physiologie.* — Les fonctions du corps thyroide sont encore très imparfaitement connues; la plupart des physiologistes sont d'accord pour le considérer comme une glande vasculaire sanguine. D'après les recherches de M. Guyon, il jouerait un autre rôle assez important : se basant sur une série d'expériences faites sur des femmes en travail, le savant chirurgien attribue à cet organe une fonction mecanique pendant le phenomene de l'effort; ce qui rendrait bien compte de l'énorme developpement de son systeme vasculaire. Comme ces recherches sont très remarquables, nous allons rapidement en exposer le résultat.

Pendant un effort prolongé la circulation éprouve un ralentissement tres marque dans la veine cave superieure; il en resulte immediatement une augmentation de la tension sanguine et une distension dans le systeme veineux qui en dépend. Le corps thyroïde, qui est un organe essentiellement vasculaire, tend aussitôt à augmenter de volume. Mais un des premiers résultats du mécanisme de l'effort, c'est d'immobiliser le larynx et la trachée au devant de la colonne vertébrale, en déterminant en même temps une contraction des muscles du cou et du tronc. Comprimée alors à la région antérieure par les muscles et par l'aponévrose du cou, la glande ne pourra se développer qu'en arrière, elle viendra alors presser sur les artères carotides et y suspendre la circulation, tandis que la circulation veineuse restera libre dans les veines jugulaires. C'est ce qui paraît ressortir du moins des expériences auxquelles s'est livré M Guyon, en effet ayant examiné dix-neuf femmes au moment du travail, il a pu constater chez toutes le phénomène suivant. Au moment où la femme se livrait à un effort, il suffisait d'explorer une des branches de la carotide externe, la temporale par exemple, pour reconnaître que l'intensité des battements artériels y diminuait d'une manière notable, à mesure que l'effort se prolongeait, la diminution devenait de plus en plus sensible, chez plus de la moitié d'entre elles, il y avait même alors disparition totale des pulsations. Pendant tout ce temps, le pouls radial conservait à peu près sa force normale. Grâce à ce mécanisme les centres nerveux sont mis à l'abri de dangers continuels, le corps thyroïde agit comme une véritable soupape de sûreté, il s'oppose à une augmentation trop considérable de la tension sanguine dans les vaisseaux de l'encéphale, ce qui ne manquerait pas d'arriver, si pendant les efforts le sang continuait d'affluer avec la même abondance dans les artères carotides.

De ces développements nous pouvons donc retenir, que le corps thyroïde se congestionne et se gonfle sous l'influence des efforts et en particulier au moment du travail.

---

# HISTORIQUE

Les anciens avaient été vivement frappés du rapide développement que prenait le cou de la femme dans certaines circonstances ; ils y voyaient un effet des premiers rapprochements sexuels. Cette opinion était très répandue dans toutes les classes de la société ; les écrits des poetes fournissent un grand nombre d'allusions sur ce point. Nous citerons comme exemple ces deux vers de Catulle :

> Non, illam nutrix orienti luce revisens,
> Hesterno collum poterit circumdare filo

Depuis lors, on n'a plus attache aucune importance à ce grossissement du cou évidemment produit par l'hypertrophie du corps thyroide on a peut-être eu tort. Car, si l'influence du coit sur la glande thyroide est loin d'être démontrée, il n'en reste pas moins vrai, que les phénomènes d'excitation uterine ont leur retentissement sur cet organe. M. Tillaux, dans son traite d'anatomie topographique, rapporte le passage suivant emprunte aux ecrits de Malgaigne.

« Les anciens pensaient que le cou grossissait chez la femme immédiatement après les premieres approches de l'homme, et cette idee s'est conservée dans le peuple jusqu'à nos jours. Ainsi quelques matrones mesurent encore la circonference du cou d'une jeune mariee le jour et le lendemain des noces ; d'autres vont plus loin et prétendent reconnaître la virginite par le procedé suivant. La circonférence du cou prise avec un fil à sa partie moyenne, on double la longueur de ce fil, on en fait tenir entre les dents incisives les deux extremités et l'on embrasse le sommet de la tête avec l'anse qui en résulte. Si le fil passe librement par dessus le vertex, mauvais signe ; si l'anse au contraire se trouve trop etroite, on conclut en faveur de la virginite. Les physiologistes ont dédaigné ces traditions populaires ; je dois dire cependant que, sans leur accorder une grande valeur, elles ne sont pas sans quelque fondement. Ainsi, à moins de goître ou d'une difformite quelconque, j'ai toujours vu l'anse du fil trop etroite chez des jeunes filles de 15 à 20 ans dont les mœurs ne pouvaient être soupçonnées, chez les femmes mariées depuis plusieurs annees, le cou est certainement plus large. et il m'a paru qu'il s'élargissait surtout par l'effet de la grossesse et de l'accouchement. C'est un sujet de recherches qui ne serait pas sans interêt. »

Pour trouver quelques details d'une certaine valeur sur la production du goître chez les femmes enceintes. il faut arriver jusqu'à J. L. Petit, vers le milieu du siècle dernier ; nous pouvons en effet lire ces lignes suivantes dans son traité des maladies chirurgicales « Il arrive souvent aux femmes à la suite de leurs couches, qu'en consequence des nombreux efforts qu'elles ont faits pour mettre leurs enfants au monde, la glande thyroide se gonfle et forme une tumeur plus ou moins considérable, cette maladie arrive quelquefois aux filles qui n'ont pas encore leurs regles ou en qui cette evacuation naturelle s'établit difficilement. »

Chailly (Honore), dans son traité d'accouchements paru

en 1845, partage entièrement cette même manière de voir.

Vidal (de Cassis), dans son ouvrage de pathologie externe, reste muet sur cette question.

Lebert constate simplement la fréquence relative du goître chez la femme.

Boyer et Nelaton de même se contentent de signaler ce dernier fait, sans en rechercher la raison.

Paul Dubois, chez une femme venue pour accoucher a la clinique, a pu observer un goître qui atteignait la grosseur des deux poings ; ce goître s'était developpe dans le cours de la gestation. La malade avait eu précédemment trois enfants, a chacune de ses trois grossesses, il lui etait déjà survenu une tumeur à peu pres aussi volumineuse, et, chaque fois, elle l'avait vue disparaître apres la délivrance.

Enfin Natalis Guillot le premier traita cette question avec quelque développement. Dans un article qu'il fit paraître en 1860, dans les Archives genérales de Médecine, il produisit deux observations remarquables de goître survenu chez deux femmes enceintes. Non content de signaler la frequente coincidence de l'hypertrophie du corps thyroide et de la grossesse, il vit dans la premiere affection une consequence du changement opére dans l'uterus.

La route etait tracée, aussi depuis ce temps, la plupart des auteurs qui se sont occupés de ce sujet ont marche dans la même direction, et de nouvelles observations sont venues appuyer celles qu'avait recueillies Guillot.

Voici comment s'exprime M. Tarnier dans la derniere édition du traite d'accouchements de Cazeaux . « Il n'est pas rare que la glande thyroide s'hypertrophie pendant la grossesse en dehors de toute influence endémique. Habituellement cette hypertrophie est peu considérable et ne produit aucune gêne. Quelques femmes cependant se plaignent de voir leur cou grossir et se deformer. Cette augmentation de volume du corps thyroide diminue quelque peu après l'accouchement, mais il est rare qu'elle disparaisse completement. »

Houel, dans sa thèse d'agrégation en 1860, range aussi la grossesse parmi les causes d'hypertrophie de la glande thyroide.

Guyon admet que la gestation et surtout les efforts prolongés déterminent frequemment la dilatation des vaisseaux thyroidiens et la turgescence de l'organe.

Grisolle et Tardieu sont aussi de cet avis.

Dans la these soutenue en 1872 par M. Lévêque, nous trouvons plusieurs observations qui viennent à l'appui de cette opinion.

M. Ollivier reconnaît aussi l'influence toute puissante de la gestation sur la production du goître. Il a publie, en 1873, dans les Archives generales de médecine, un remarquable travail qui nous a fourni plusieurs observations

De l'autre côte de la Manche, Lawson Tait publiait en 1875 dans le *Journal medical* d'Edimbourg, toute une serie d'observations des plus concluantes.

Aubenas, dans sa traduction du livre de Nœgelé, partage complètement aussi les idées des auteurs precedents.

Enfin, en 1878, au Congrès de Paris, M. Nivet, de Clermont-Ferrand, a parlé exactement dans le même sens.

# HYPERTROPHIE DU CORPS THYROIDE

## ETIOLOGIE

Nous n'avons pas l'intention de discuter les différentes explications, qui ont été données à propos de la genèse du goître endémique, cette étude d'ailleurs exigerait de trop longs développements et nous écarterait de notre but.

Lorsqu'on parcourt les différents travaux qui ont été publiés sur le goître, ce qui frappe immédiatement, c'est la grande prédominance de cette affection dans le sexe féminin. Ce fait a été constaté par un bon nombre d'auteurs.

Dans le rapport rédigé en 1848 par la Commission Sarde, sur un relevé de 4323 goîtreux on trouve un chiffre de 3236 femmes.

En 1854, Tourdes signalait cette particularité dans la *Gazette médicale* de Strasbourg.

En Ecosse, selon Mitchell, sur 100 personnes atteintes de goître il y aurait 80 à 90 femmes

Laycock, de son côté, sur 551 cas n'a rencontré que 26 hommes.

Parmi les 48 observations de goître prises par Lévêque au point de vue d'une certaine méthode de traitement, on trouve 45 femmes et 3 hommes seulement.

Ce premier point étant admis, recherchons quelles sont les causes capables de produire cette affection.

En premier lieu il faut placer les efforts violents et

repétés, nous avons vu en effet, d'apres les expériences de Guyon, que les efforts du travail determinaient reellement une congestion de la glande thyroide. Cette turgescence passe ordinairement inaperçue et disparaît très rapidement, mais dans certains cas, soit par suite de l extrême violence de l'effort, soit en vertu d'une predisposition spéciale de la glande, le gonflement devient beaucoup plus considerable et persiste pendant un certain temps : nous en trouvons un exemple dans le fait suivant rapporte par Guyon. Un homme de vingt-neuf ans, ayant fait une chute d'un second etage, se mit aussitôt a pousser de grands cris. On le transporta à l'hôpital, on fut alors surpris de lui trouver à la partie anterieure du cou une tumeur renitente, sans fluctuation ni ecchymose, cet homme n'avait jamais remarque rien d'analogue avant l'accident. Le gonflement, suivant Guyon, etait dû a la congestion du corps thyroide et avait été determiné par les cris violents pousses par le malade.

Le docteur Cassan a vu se produire une lesion semblable dans l'espace de vingt-quatre heures ; c'etait chez une femme de quarante-cinq ans qui avait fait un violent effort dans le but de soulever un fardeau.

Si les efforts se répetent frequemment, comme cela arrive dans certaines professions, le corps thyroide pourra éprouver un gonflement permanent et qui tendra sans cesse à s'accroître.

La tension habituelle du cou peut agir de la même façon en déterminant la compression des vaisseaux. Dans son ouvrage sur l'hygiene des écoles, Virchow rapporte que 414 éleves atteints de goître furent guéris pendant les vacances. Le général Morin a vu se développer cette affection chez deux jeunes officiers qui étaient occupés toute la journée à tracer des plans. A Luzarches, où un grand nombre de femmes étaient employées à la fabrication des dentelles, le goître régnait autrefois endémiquement, il commença à disparaître très rapidement de cette localité, aussitôt que l'on eut supprimé cette industrie qui nécessitait une tension constante du cou.

On a aussi observé plusieurs cas dans lesquels l'impaludisme, en même temps qu'une augmentation de volume de la rate, avait aussi déterminé une hypertrophie assez considérable de la glande thyroïde le sulfate de quinine fut alors administré très efficacement.

Jusqu'à présent, rien encore ne nous explique pourquoi cette affection frappe de préférence le sexe féminin. Il nous faut évidemment en rechercher la raison dans les fonctions qui sont spéciales à la femme.

Tout d'abord l'accouchement réalise une des conditions précédemment indiquées, nous venons en effet de voir que les efforts violents et prolongés, comme sont ceux du travail, congestionnent facilement le corps thyroïde. En 1854, le docteur Moretin a vu survenir, chez une femme en travail à l'hôpital de la Charité, une énorme distension de cet organe. Du reste les expériences de Guyon nous ont suffisamment éclairés sur ce point.

Chez certaines jeunes filles, l'établissement des règles est bien manifestement le point de départ de la maladie ; chez d'autres femmes, le corps thyroïde subit un accroissement périodique à chaque époque menstruelle.

Bach déclare, dans un article publié dans les *Mémoires*

*de l'Academie de medecine* de 1855, que la masturbation amène frequemment chez les jeunes gens un gonflement thyroïdien assez marque : il prétend même qu'il a pu constater ce fait un grand nombre de fois. De même pour certains auteurs, la ménopause. l'allaitement et toutes les causes d'excitation utérine auraient une grande influence sur le développement de la glande.

Si nous examinons les 45 observations recueillies dans la these de Levêque, nous pourrons constater les résultats suivants.

2 femmes ont vu leur goître se developper pendant la grossesse.

7 s'en sont aperçues assitôt apres l'accouchement. Chez 4 d'entre elles, la tumeur thyroïdienne était apparue au moment de la puberté : chez une autre a l'epoque de la ménopause.

Enfin il y en avait 8, chez qui survenait une augmentation de la glande thyroïde à chaque epoque menstruelle.

Ce n'est pas tout, nous n'avons pas encore parlé de la grossesse. C'est pourtant cette fonction qui joue le rôle le plus important dans la pathogenie des affections du corps thyroïde. Nous avons montre dans le chapitre précedent, qu'un grand nombre d'auteurs avaient constate son influence puissante : nous-même, nous n'hésitons pas a la placer au premier rang parmi les causes déterminantes du goître sporadique. Mais comment agit-elle aussi activement sur la glande? C'est ce que nous allons essayer d'expliquer dans le chapitre suivant.

## PATHOGENIE

Par quel mécanisme se produit l'augmentation de volume du corps thyroïde pendant la grossesse ? Plusieurs auteurs ont déjà fourni quelques explications sur ce point. Nous ne ferons que les résumer en peu de mots.

Natalis Guillot rattache cette hypertrophie à un ordre particulier de modifications anatomiques et physiologiques, qui surviennent dans un grand nombre d'organes chez la femme enceinte : il fait jouer un grand rôle à l'augmentation de la fibrine dans le sang. Pour cet auteur, le gonflement thyroïdien tient surtout à un accroissement du tissu fibreux dans le sein de la glande : la grossesse, selon lui, déterminerait aussi une semblable modification dans d'autres organes tels que les mamelles, l'utérus, les ligaments ronds, la peau.

Ollivier laisse de côté les altérations du sang, pour lui, la présence du fœtus dans l'utérus est le point d'actions réflexes qui amènent différents troubles dans l'organisme de la mère. Si l'action irritative produite par le nouvel être est peu intense, il survient simplement chez la femme des troubles vaso-moteurs, si au contraire elle est plus active, il se produit une inflammation ou une lésion particulière des tissus.

Pour nous, la grossesse détermine fréquemment une congestion plus ou moins considérable de la glande thyroïde. Qu'il y ait, comme l'admettent Peter, Stoltz et Tarnier, une augmentation de la masse sanguine et par suite une hypertrophie du cœur et une dilatation de tout le système vasculaire ; qu'il y ait simplement un accroissement dans l'activité de la circulation générale : il n'en est pas moins vrai que, pendant la grossesse, il survient des phénomènes congestifs dans les principaux organes de la femme et en particulier dans les poumons. Or le corps thyroïde nous le savons, est un organe essentiellement vasculaire, il est au cœur droit, dit Luton, comme la rate est au système de la veine porte, c'est-à-dire un réservoir ou un trop plein : pourquoi donc ne pourrait-il pas se congestionner lui aussi, pendant la grossesse? La turgescence de la glande débute ordinairement vers le milieu de la gestation. Nous savons que, c'est vers cette époque, que les poumons et les principaux organes de la mère commencent à se congestionner. Une autre cause vient probablement alors augmenter l'action de la précédente, nous voulons parler de la diminution de la cage thoracique, par suite du refoulement du diaphragme par les viscères abdominaux le sang des veines jugulaires éprouve alors plus de difficultés à pénétrer dans la veine cave ; comme pendant l'effort et l'expiration prolongée, il va tendre à se porter vers les vaisseaux thyroïdiens.

Tout en regardant cette congestion mécanique comme étant la principale cause du gonflement de la glande, nous ne prétendons pas que le corps thyroïde, de même que les mamelles, ne puisse se congestionner plus facilement que les autres parties du corps pendant la grossesse. Ces deux organes en effet, sont plus volumineux chez la femme que chez l'homme ; tous deux, ils subissent également le contre-coup des changements de volume ou des congestions de l'utérus. Peut-être existerait-il une relation assez étroite entre ces différents organes ; de sorte que par une sorte d'action reflexe les troubles utérins retentiraient sympathiquement sur les glandes mammaires et thyroïde. Malheureusement l'ignorance dans laquelle nous sommes touchant les fonctions physiologiques de la glande thyroïde nous empeche de nous prononcer sur ce point, d'ailleurs nous ne voyons pas la necessité d'admettre une pareille sympathie, pour comprendre le mecanisme de la congestion thyroïdienne.

Comment se comporte la turgescence de la glande après la délivrance ? Nous distinguerons trois cas.

1° La tumeur thyroïdienne s'affaisse rapidement après l accouchement, 2° elle ne disparaît qu'en partie, 3° elle conserve le même volume ou continue à augmenter.

Dans le premier cas, nous pensons qu'il ne peut y avoir qu'une congestion de l'organe, une altération plus profonde des tissus ne disparaitrait pas aussi rapidement sans laisser de trace. Ordinairement s'il y a une hypertrophie elle est peu considérable ; de sorte que la glande revient à peu pres a son volume normal.

Dans le second cas. lorsque la congestion persiste tres longtemps ou qu'elle se répète fréquemment, il s'opère une veritable modification dans le tissu de la glande. A l'elément congestif se surajoute un element hypertrophique, le premier disparaît rapidement apres la grossesse, tandis que le second peut rester permanent En parcourant les observations que nous avons recueillies, on en verra plusieurs exemples tres nets. Voici comment les choses se passent habituellement. Une femme voit son corps thyroïde augmenter de volume pendant une première grossesse, ce gonflement disparaît totalement après l'accouchement. Arrive une nouvelle grossesse, le gonflement thyroïdien reparaît, il atteint des proportions plus considérables que pendant la gestation précédente; et cette fois, il ne disparaît plus complètement après la délivrance.

Dans le troisième cas, à l'élément congestif primitif s'est substitué entièrement un élément hypertrophique; la tumeur ne peut plus diminuer après la délivrance. Elle prend alors le nom de goître proprement dit. La congestion primitive en vertu d'une prédisposition spéciale de la glande, a amené rapidement un accroissement de l'activité nutritive de l'organe et par suite une hypertrophie.

Dans certaines circonstances, le corps thyroïde violemment congestionné vient à s'enflammer; il se produit une véritable thyroïdite qui se termine assez souvent par suppuration. Tarnier, dans le traité d'accouchements de Cazeaux, rapporte un exemple d'une inflammation semblable survenue chez une femme pendant la grossesse.

On le voit, la gestation ne détermine pas seulement la congestion de la glande thyroïde; elle peut encore entraîner le développement d'un goître ou d'une thyroïdite.

## ANATOMIE PATHOLOGIQUE.

La congestion simple du corps thyroïde donnant rarement lieu à des accidents mortels, on n'a guère eu l'occasion de constater cette lésion isolée à l'autopsie, cependant Bach a eu la bonne fortune d'en rencontrer deux cas bien nets.

La première fois, une femme venait d'être prise d'accidents eclamptiques, Bach ayant ete appelé, remarqua qu'elle avait la face tres coloree et qu'elle portait au cou une tumeur volumineuse. La malade succomba peu de temps après. A l'autopsie, Bach trouva que les vaisseaux du cou etaient enormement distendus par le sang; la glande thyroide en particulier était très congestionnée. A l'incision il s'ecoula une grande quantite de sang; la tumeur diminua aussitôt de moitie Le tissu de la glande était exactement normal.

La seconde fois, un enfant mort par suite de la longueur du travail avait dû être extrait par le forceps. La face était violemment congestionnee · le cou était distendu par une tumeur présentant tout a fait les caractères du goître. Le lendemain la tumeur etait notablement diminuee; Bach fit alors l'autopsie. Les vaisseaux thyroidiens étaient tres distendus ; lorsqu'on les incisa ils laisserent echapper une grande quantité de sang. La glande présentait une structure normale.

On a divise le goître en une foule de variétes anatomiques, nous n'agirons pas de même pour deux raisons : 1° parce que plusieurs formes differentes peuvent se rencontrer dans un même goître ; 2° parce que certaines varietes sont evidemment le resultat de la transformation subie par une autre varieté primitive. A l'exemple de Virchow, de Duplay et de Berger, nous admettrons que toutes les altérations bénignes du corps thyroide derivent du goître glandulaire mou.

Le processus qui donne naissance a cette lesion primitive, ne presente rien autre chose qu'une des conditions naturelles de croissance. D'après Virchow, les cellules du corps thyroïde se multiplient par scission les follicules s'agrandissent, se divisent et envoient des prolongements ou bourgeons latéraux. Voilà comment se fait le développement du *goître glandulaire mou.*

Dans un certain nombre de cas, le tissu fibreux interstitiel, irrité par ce travail lent d'hyperplasie glandulaire, devient lui-même le siège d'une hypertrophie considérable, il se forme alors la variété qu'on a appelée *goître fibreux ou squirrheux.*

Ces deux formes constituent en clinique le *goître parenchymateux.*

Quelquefois les vésicules thyroïdiennes deviennent plus volumineuses, et une matière colloïde abondante se dépose dans leur intérieur. Lorsque cette distension des vésicules est parvenue à un degré assez avancé, il en résulte une série de petits kystes, et la tumeur prend le nom de *goître colloïde.*

Si la formation de la matière colloïde continue, les petits kystes voisins se réunissent entre eux, se fusionnent, et le corps thyroïde se transforme en un ou plusieurs grands kystes (*goître kystique*).

Lorsque le goître vient à être envahi par des productions dures et résistantes, on lui donne le nom de *goître cartilagineux ou osseux*; on n'y trouve cependant ni chondroplastes ni ostéoplastes. Ces dépôts secondaires se font ordinairement dans le tissu fibreux insterstitiel ou dans les parois des kystes.

Dans certaines circonstances, les vaisseaux thyroïdiens se dilatent en ampoules et deviennent flexueux, en même temps leurs parois s'épaississent et s'altèrent. Si l'ectasie porte principalement sur les artères de la glande, le goître est dit *anevrysmal*, si au contraire, comme il arrive le plus souvent, ce sont les veines qui sont dilatées, le gonflement prend le nom de *goître variqueux*.

On comprend, en pareil cas. que les vaisseaux puissent se déchirer avec facilite et determiner dans le parenchyme glandulaire une hemorrhagie assez abondante.

A la suite d'une dechirure de la muqueuse du canal aerien, on a vu plusieurs fois se produire une pénetration de l'air dans la glande thyroide, ou plus ordinairement dans le tissu cellulaire voisin, c'est à cette lésion qu'on a donné le nom de *goître emphysémateux*.

## SYMPTOMATOLOGIE

Les signes de la congestion ne different pas de ceux du goître proprement dit, le seul caractere differentiel c'est la durée passagère de la premiere affection. On pourra aussi remarquer que, dans la congestion simple, le corps thyroide est presque toujours uniformement augmenté et conserve a peu pres sa forme normale, dans le goître, au contraire, la glande est tres souvent irrégulière, l'hypertrophie a fait des progrès plus rapides dans un lobe ou du moins dans un certain nombre de lobules. Cependant il ne faudra aucunement se baser sur ce dernier signe pour établir le diagnostic

Le symptôme essentiel de l'hypertrophie c'est la tuméfaction de la region sous-hyoidienne. La peau ne présente ordinairement aucun changement dans sa coloration. Le gonflement suit les mouvements imprimés au larynx et à la trachée pendant le deuxième temps de la déglutition, ce caractère est pathognomonique, mais il manque dans un certain nombre de cas.

Le goître ne détermine généralement qu'une gêne du cou très supportable, mais il peut être le point de départ d'une série d'accidents dont les principaux sont :

1° *La dyspnée*, qui est continue ou intermittente. Dans le premier cas, la gêne respiratoire augmente peu à peu à mesure que la tumeur se développe ; dans l'autre cas, il survient de violents accès de suffocation qui sont plus ou moins rapprochés. Quand la dyspnée est accentuée, le gonflement prend le nom de goître suffocant. Cette complication est amenée : 1° par le volume de la tumeur qui comprime avec force soit les voies respiratoires, soit les nerfs et les vaisseaux du cou ; 2° par le siège du goître qui vient plonger derrière le sternum. Dans quelques circonstances, l'asphyxie et produite par certaines lésions assez rares, comme l'œdème sus-glottique et les inflammations catarrhales du larynx et de la trachée.

2° *La dysphagie*, dont la cause est évidemment la compression de l'œsophage par la tumeur.

3° *L'aphonie et la raucité de la voix*, résultant presque toujours de l'altération des nerfs récurrents ou laryngés externes.

4° *Le cornage*, qui est dû au rétrécissement de la trachée.

5° *Des douleurs s'irradiant dans les membres supérieurs* On croit qu'elles sont déterminées par la compression des nerfs du plexus brachial.

6° *L'hemorrhagie,* qui peut envahir le parenchyme du corps thyroide et donner lieu a des acces de suffocation

En clinique on peut conserver l'ancienne division du goître en trois varietes

1° Goître parenchymateux ;

2° Goitre kystique ;

3° Goitre vasculaire

Le premier se distingue par sa consistance, qui est à peu pres semblable a celle de la glande a l'état normal

Le deuxieme présente frequemment une forme irregulière, lorsque les parois du kyste ne sont pas trop épaisses, la fluctuation se perçoit tres facilement.

Le troisieme ne peut etre reconnu que s'il est le siège de mouvements d'expansion, de pulsations ou de bruit de souffle.

La thyroidite se distingue du goitre par l'elevation de la temperature, la douleur et la rougeur de la peau. Elle peut se terminer par résolution ou par suppuration. La suppuration s'annonce comme toujours par des frissons irreguliers par l'augmentation de la fièvre et la fluctuation. L'abces peut s'ouvrir dans la trachée ou le pharynx.

## TRAITEMENT

Nous ne dirons que quelques mots sur le traitement, ce chapitre ayant deja eté traite avec beaucoup de details par un grand nombre d'auteurs d'ailleurs nous ne saurions y apporter aucune indication nouvelle.

Lorsqu'il n'y aura qu'une simple congestion, on pourra s'abstenir de tout traitement.

Dans le cas de goître proprement dit, le traitement sera *medical* et *chirurgical*.

*Traitement medical* — On administrera de l'iode a l'intérieur et on fera sur la tumeur des applications de teinture d'iode ou de pommade iodée.

*Traitement chirurgical.* — A l'exemple de M Berger, nous distinguerons au point de vue therapeutique 1° Le goître kystique, 2° le goître parenchymateux.

1° Pour le goitre kystique, nous emploierons la ponction suivie d'injection iodée, lorsque la paroi du kyste sera peu épaisse. Dans le cas contraire, nous aurons recours au drainage ou a l'incision de la tumeur dans toute son étendue.

2° Pour le goître parenchymateux, si l'on est forcé d'intervenir, on fera des injections interstitielles de teinture d'iode ou de perchlorure de fer selon la methode de Luton et de Levêque. Ce n'est que dans des cas excessivement graves, qu'on pourra être autorise à pratiquer l'extirpation de la glande.

Si des accidents asphyxiques survenaient chez une femme pendant les derniers mois de la grossesse, on pourrait pratiquer l'accouchement premature artificiel, comme l'a fait M. Tarnier pour la malade de l'observation III. Puisque nous avons vu que, dans un grand nombre de cas, la delivrance faisait disparaître rapidement la congestion thyroidienne, n'est-il pas naturel d'essayer de sauver la mère en provoquant l'accouchement? D'ailleurs avec les nouveaux procedes cette opération est devenue très peu grave pour la mère et pour l'enfant

S'il se forme du pus dans la glande, il faudra se hâter de

lui donner issue, on pourra éviter par ce moyen des complications redoutables.

## Observation I

(Natalis Guillot, *Archives générales de médecine*, 1860)

Une jeune femme de 29 ans environ, née à Paris, de bonne apparence, non scrofuleuse, fut bien réglée jusqu'à sa dernière grossesse, à la suite de laquelle la menstruation reparut encore régulièrement

Elle s'aperçut qu'après sa première grossesse, datant de quatre ans, son cou était devenu plus gros que d'habitude Elle fit peu d'attention à ce phénomène, qui ne changea que pendant la seconde grossesse, c'est-à-dire il y a deux ans environ elle est accouchée depuis dix-neuf mois

Cette jeune femme entra à l'hôpital Necker, je ne découvris chez elle aucune autre lésion que celle que je vais indiquer

On constate à la partie antérieure du cou une tumeur volumineuse, dont la circonférence peut être de 30 centimètres, recouverte par une peau saine, mobile, et s'étendant depuis le cartilage thyroïde jusqu'au sternum, elle gêne les mouvements du cou, empêche le décubitus dorsal. La malade est, dit elle, sujette à des névralgies frontales, elle a des accès d'asthme

La respiration est gênée, lente et sifflante pendant l'inspiration et l'expiration

La voix n'est pas timbrée, elle est sourde et pénible

Cette femme raconte que tous les phénomènes se sont produits avec lenteur et que l'intensité s'en est constamment accrue, elle en rapporte bien l'origine à sa première grossesse et le nouveau progrès à sa deuxième gestation

Elle est gênée par les vêtements, elle a une peine de plus en plus grande à marcher en montant, à faire un effort et même à rester couchée

Les souffrances qu'elle ressent s'exaspèrent, de temps à autre elle éprouve des envies de dormir des douleurs profondes dans la poitrine et des palpitations, la suffocation devient alors imminente.

Ces sortes d'accès, d'abord faibles et éloignés les uns des autres, se rapprochent, se multiplient et causent un grand trouble à la malade.

Tous ces accidents se reproduisirent à l'hôpital, quoique la malade pût se lever et marcher pendant chaque moment de bien-être.

Ils deviennent fort graves, et environ huit jours après le moment où je la vis pour la première fois, je la crus près d'expirer.

Pendant chacun des accès de suffocation, la malade accusait une vive douleur dans la région moyenne des côtés du cou jusque dans les parties profondes de la poitrine elle se plaignait encore plus de cette douleur que de la difficulté de respirer Un assoupissement continu accompagna l'asphyxie qui succéda à l'un de ces accès, et qui fit périr la malade

J'ignore le traitement que dut subir cette malade avant qu'elle entrât à l'hôpital. Je lui fis pratiquer une saignée, elle prit des pédiluves, elle reçut quelques lavements purgatifs, et vers la fin de la vie, tous ses membres furent couverts de sinapismes

M Lenoir, auquel je la fis voir, ne la jugea pas opérable

L'examen cadavérique ne révéla d'autre lésion que celles dont je vais parler.

*Autopsie.* — Le corps thyroïde avait à peu près acquis le volume d'un cerveau humain, comprimant les deux nerfs pneumo-gastriques, les deux artères carotides et la trachée-artère Cette masse était divisée en trois lobes, dont deux seulement apparaissaient à l'extérieur, quoique le lobe moyen fut placé entre eux mais il était plus petit que les autres

En arrière de la tumeur se trouve la trachée, aplatie, dont le diamètre antéro-postérieur n excède pas 3 millimètres, le diamètre bilatéral étant de 2 centimètres

Cet aplatissement commence au dessous du larynx et se prolonge dans presque toute la longueur du canal, sans qu'il y ait la plus petite trace d'autre lésion sur la membrane muqueuse.

Sur les côtes du cou, les deux carotides et les nerfs pneumo-gastriques étaient évidemment comprimés sur les apophyses des vertèbres par le poids des lobes de la tumeur. Les poumons étaient congestionnés, et les bronches remplies de matière écumeuse.

Le tissu du corps thyroïde semblable en apparence au tissu d'un organe sain, en différait non par la coloration, par la densité et par le volume, mais par une série de détails qu'une analyse attentive me fit bien connaître.

Dans l'état normal, la glande thyroïde est formée par un squelette peu dense de tissu fibreux par lequel sont constituées une série de petites loges, dont le diamètre équivaut à 1 ou 2 millimètres. La surface intérieure de ces petites loges ou cellules est parsemée d'un épithélium très fin.

L'intérieur de chacune d'elles renferme un liquide albumineux alcalin dans lequel nagent des vésicules, globules, cellules ou molécules parfaitement arrondies, nucléolées ou non.

La consistance de la tumeur dont je parle était plus ferme que dans l'état ordinaire, ce qui était dû à l'abondance du tissu fibreux formant par toute la tumeur, de larges cloisons épaisses et multiples quoique leur densité ne fût pas aussi forte que celle du tissu fibreux ordinaire.

Le caractère du tissu de ces cloisons était bien celui que l'on attribue au tissu fibreux, il était représenté par une série d'éléments rectilignes dont quelques-uns portaient encore le relief d'un nucléole. Les éléments feutrés, par un mélange intime, formaient les cloisons et les contours de loges dont les diamètres étaient bien autrement considérables que d'ordinaire.

C'étaient en effet des loges dont la longueur était en plusieurs points supérieure à 3 centimètres, en d'autres points égale à 3 ou 2 millimètres représentant une série d'intermédiaires, depuis le diamètre normal jusqu'aux dimensions que je viens d'indiquer.

Les parois de ces loges étaient blanchâtres, nacrées et quoiqu'elles ne fussent pas très denses, elles étaient en réalité composées de tissu fibreux dont le microscope révélait très nettement les caractères, la surface des plus petites loges formées par ces enveloppes de tissu fibreux devait etre couverte d epithelium, car on en decouvrait les apparences melees aux globules contenus dans chaque loge

Mais les cavites plus larges qui s'eloignaient de l'etat normal ne contenaient plus aucune apparence de cellules epitheliales on n'y rencontrait autre chose qu'une serie de granulations transparentes, spheroidales, nucleolees ou non, telles que celles qui sont ordinairement renfermees dans les cellules normales du corps thyroide.

Sauf le volume produit par l'accumulation excessive des elements anatomiques de ce corps thyroide hypertrophie, tout en lui etait donc semblable a ce que l'on observe dans un corps thyroide ordinaire

La seule difference etait caracterisee par l absence d'epithelium dans les cavites les plus modifiees en apparence, on peut donc être autorise a considerer cette lesion du corps thyroide comme une hypertrophie des elements fibreux et granuleux qui constituent cet organe.

## Observation II (idem)

Une dame de 30 ans, confiee aux soins de M Angouard fils, vivant dans l'aisance, d'une constitution excellente n'ayant jamais ete malade, nee et habitant loin des localites favorables au developpement du goître fut surprise de voir pendant sa premiere grossesse, la region anterieure de son cou se tumefier graduellement, comme elle ne souffrait pas et que les progres de cette tumefaction etaient lents elle s'en occupa a peine.

Les regles revinrent apres cette grossesse Dix-huit mois apres en 1855, elle eut un nouvel enfant, l'accouchement fut heureux, elle nourrit son enfant Pendant cette grossesse, la tumeur du cou augmenta de nouveau et devint gênante, a quatorze mois, on cessa l'allaitement de l'enfant Les regles, qui etaient revenues depuis quelques mois, continuerent d'être regulieres

La tumeur, qui croissait lentement, gênait les mouvements du cou, la respiration devenait souvent penible, des douleurs s'irradiant depuis le cou jusque dans la region precordiale, accompagnees de nevralgies faciales, de palpitations et de vomissements, tourmentaient subitement la malade Des syncopes precedees de vertiges, suivies d'asthme intermittent et de suffocation, causaient de grandes inquietudes au medecin et terrifiaient la malade le timbre de la voix s'affaiblissait, malgre les excellentes conditions de la constitution

Je vis la malade en 1858, avec M Trousseau je la trouvai debout, n'ayant au premier aspect, aucune apparence de souffrance, l'intelligence etait nette, la fatigue causee par la conversation, l affaiblissement du timbre de la voix, etaient evidents, neanmoins cette dame me mit parfaitement au courant des phenomenes qu'elle eprouvait.

La tumeur dont le diametre pouvait être de deux decimetres en tous sens, etait lisse et recouverte par des teguments parfaitement sains, sauf quelques rares vesicules apparaissant au-dessus de la peau, elle etait partagee en deux lobes, dont la separation etait peu distincte, sa consistance etait celle d un lipome arrondi, sans bosselure

En la comprimant, on determinait une grande gene de la respiration ainsi que des etourdissements

La seule lesion que je pus decouvrir fut l'hypertrophie du corps thyroide et les seuls accidents que je constatai en etaient la consequence non douteuse.

Il fut resolu avec M Angouard fils et M Trousseau, qu'en cas d'absolue necessite et de suffocation imminente, l'operation de la laryngotomie pourrait être pratiquee, malgre l'incertitude du resultat qu'elle pourrait produire.

Cette operation eut lieu en effet le 19 decembre 1858, quelques jours apres la reunion avec MM Angouard et Trousseau Pendant la nuit, M Richet fut appele en toute hâte par le medecin ordinaire et par la famille aupres de la malade qu il trouva asphyxiee

Malgre de grandes difficultes, l'operation faite rapidement fut suivie d'un resultat d'abord heureux l'asphyxie disparut et la malade fut soulagee, mais le 21 decembre elle succomba

L'examen anatomique ne put être fait

### Observation III

(Tarnier *Traité d'accouchements de Cazeaux*)

En 1861, j'ai observé le fait suivant à l'hôpital des Cliniques Une primipare goîtreuse depuis longtemps vit la tumeur du cou faire de rapides progrès pendant la grossesse Au sixième mois la respiration devint très difficile et de véritables accès de suffocation l'amenèrent à l'hôpital. Les accidents étaient si menaçants à la fin du huitième mois que je fus obligé de provoquer l'accouchement, la malade mourut dans un accès de suffocation. Mon ami, le Dr Tillaux, alors prosecteur de la faculté, voulut bien se charger de la dissection de la tumeur, et constata que la glande thyroïde hypertrophiée comprimait la trachée.

Nous avons reproduit ici ces trois observations bien connues, afin de montrer que la marche du goître n'est pas toujours la même : si généralement il s'accroît lentement et n'occasionne pas de troubles bien dangereux, il n'en est pas moins vrai qu'il peut quelquefois se développer très rapidement et déterminer des accidents mortels. Nous en trouvons une triple preuve dans les observations précédentes

### Observation IV

Thèse de M Pastriot. Recueillie dans le service de M le professeur Behier à l'Hôtel-Dieu

*Le 15 janvier* 1875, R. , Marie, 35 ans, cuisinière, entre à la salle Sainte-Anne, n° 16

Elle porte une tumeur qui fait saillie entre les deux sterno-mastoïdiens et qui appartient bien au corps thyroïde, elle a le volume d'un gros œuf, siège à gauche et est mollasse au toucher.

Elle a toujours ete bien reglee, n'a jamais ete malade, point d'antecedents goîtreux ; elle est nee dans le Puy-de-Dôme, puis a successivement habite Lyon et Paris

En 1869, premiere grossesse son cou enfle a la fin du quatrieme mois, augmente peu a peu, enfin elle accouche naturellement, n'allaite point son enfant. La tumeur reste stationnaire

En 1870, deuxieme grossesse, la tumeur augmente de nouveau l'accouchement est naturel, elle allaite son enfant et la tumeur est restee stationnaire, et n'a plus augmente notablement depuis cette epoque

Il n'y a point chez elle de suffocation ni d'enrouement.

Elle etait rentree a l'hôpital pour une bronchite, elle sort sans se preoccuper de son goître.

Il est bon de remarquer que dans ce dernier cas, on n'a pu constater aucune diminution du goître apres l'accouchement, nous verrons dans la suite qu'il n'en est pas toujours ainsi. Parmi toutes les observations qui vont suivre, nous n'en trouverons pas une seule, où l'influence de la delivrance ne se soit fait sentir manifestement, du moins apres la premiere grossesse Cela prouve, que nous avions raison d'attribuer à la congestion mecanique une part importante dans la production de l'hypertrophie thyroidienne.

## Observation V

Idem Recueillie dans le service de M le professeur Depaul a l'hôpital des Cliniques

*Le* 11 *janvier* 1875, G. R , 22 ans, alsacienne, entre a l'hôpital. Le cou est manifestement hypertrophie, surtout en ce qui concerne le lobe gauche de la glande thyroide.

Depuis l'âge de 15 ans a toujours été réglée régulièrement n'a point d'antécédents goîtreux

Première grossesse en 1872 vers le cinquième mois le cou enfle, mais n'est point douloureux, aussi n'a-t-elle point réclamé de soins pour son goître.

Deuxième grossesse Elle accouche le 16 janvier 1875 et pendant le travail la tumeur prend de l'extension En appuyant le stéthoscope sur la tumeur on entend un bruit de souffle La tumeur a diminué un peu pendant le séjour dans l'hôpital, mais il n'y a point de phénomènes de compression et la malade ne s'occupe point du goître

## Observation VI

Ollivier. *Archives générales de médecine* 1873.

Marie R., âgée de 20 ans, couturière, est admise le premier septembre 1867 à l'Hôtel-Dieu, salle Saint-Pierre n° 14, dans le service de M. Tardieu que je suppléais alors en qualité de médecin du Bureau central.

Cette jeune femme est enceinte de 8 mois 1/2 Elle est originaire de Bourgogne et, dans sa famille il n'existe pas de goîtreux.

Vers la fin du troisième mois de sa grossesse, elle s'aperçut que son cou devenait plus gros, sans être toutefois douloureux Cette augmentation de volume ne fit que s'accuser de plus en plus, mais lentement, graduellement. Elle finit par amener un peu de gêne de la respiration, et même, depuis quelques jours, par rendre le sommeil assez difficile.

Voici ce que nous constatons le 2 septembre.

Les deux lobes du corps thyroïde sont hypertrophiés, mais non d'une manière uniforme. La partie supérieure du lobe droit a pris un développement considérable et déborde le bord de la mâchoire inférieure. La partie inférieure du lobe gauche descend dans le triangle sus-claviculaire. La masse de la tumeur est allongée et dirigée de haut en bas et de droite à gauche. La circonference du cou, prise au niveau de la pomme d'Adam, est de 44 centimetres.

L'accouchement eut lieu sans accident le 8 septembre. Des le lendemain le cou ne mesurait plus que 41 centimetres.

Aucun traitement ne fut institue. Le goître diminua peu a peu de volume et lorsque la malade quitta l'hôpital, le 1er novembre, le cou ne presentait plus rien d'extraordinaire, et sa circonference n'etait plus que de 37 centimetres

## Observation VII (idem).

La nommee L.. âgee de 30 ans, couturiere, est admise le 1er fevrier 1871 a la maternite de l'hôpital Cochin, salle n° 4, lit n° 35, dans le service de M. de Saint-Germain.

Son pere est mort a la suite d'un accident a l'âge de 33 ans Sa mere vit encore et se porte bien , seulement elle est d'un temperament tres nerveux Il n'y a jamais eu de goîtreux dans sa famille.

La femme L .. a toujours ete placee dans de bonnes conditions hygieniques Elle est nee a Nevers et depuis quatorze ans, elle habite Paris dans le quartier Saint-Jacques Mariee depuis 1857, elle n'a jamais supporte de privations ni fait d'exces alcooliques

Ses antecedents pathologiques sont presque nuls. Comme sa mere, elle est tres nerveuse, mais on ne trouve chez elle aucun des signes caracteristiques de l'hysterie proprement dite.

Elle devint enceinte pour la premiere fois a l'âge de 18 ans.

La grossesse fut reguliere et l'accouchement facile Pendant le cours de la grossesse le corps thyroide augmenta graduellement de volume, puis reprit ses dimensions normales quelque temps apres l'accouchement.

Seconde grossesse a l âge de 20 ans , même augmentation de volume du corps thyroide, laquelle disparut un ou deux mois apres la delivrance.

Troisieme grossesse a 24 ans, aussi reguliere que les deux precedentes Vers le quatrieme mois, nouvelle tuméfaction du cou dont il n'existait plus de trace un mois environ apres l'accouchement

Trois ans plus tard, deux fausses couches presque successives, l'une de trois mois, l'autre de six mois. Le corps thyroide ne subit aucun changement de volume lors de la premiere de ses fausses couches, au moment de la seconde il etait devenu notablement plus gros qu'a l'etat normal. La tumefaction persista pendant pres de trois mois

Enfin, en juin 1870, commencement d'une sixieme grossesse, au quatrieme mois de laquelle on vit de nouveau un goître se developper. Survint le siege de Paris et les dures privations qui en furent la consequence La femme L... fut completement denuee de ressources, souffrit particulierement du froid.

*Le 26 janvier* 1871. — Apres avoir ressenti pendant quelques jours des fourmillements dans les doigts et les orteils, elle fut prise de contracture des extremites

Elle ne pouvait ni se lever, ni s'habiller seule C est alors qu'elle se fit transporter a l'hôpital. On constata a son entree tous les signes de la tetanie, les doigts etaient fortement contractures surtout ceux du côte gauche, le pouce infléchi dans la main, la main contournee vers le bord cubital, l'avant-bras flechi sur le bras Mêmes contractures aux orteils. Toutes ces parties etaient le siege de fourmillements, de douleurs continues et lancinantes par moments. Pas de trismus, aucun autre phenomene nerveux grave. Ces symptômes durerent sept jours.

Charge pendant le siege de Paris, du service des vaccinations dans les hôpitaux situes sur la rive gauche de la Seine, j'eus l occasion de voir cette malade a plusieurs reprises Voici quel etait son etat le 10 fevrier.

Grossesse de huit mois environ. Au cou tumeur constituee par le corps thyroide hypertrophie, a son niveau peau unie, non enflammee, parfaitement mobile, pas de battements, aucun bruit de souffle, pas de douleurs spontanees ni a la pression ; pas de gêne pendant la deglutition.

La circonference du cou mesure a sa partie supérieure 33 centimetres

A sa partie moyenne 36 ;

A sa partie inferieure 37.

Souffle intermittent dans les vaisseaux du cou Rien au cœur, si ce n'est un leger souffle systolique a la base Pouls a 80 pulsations.

Toux assez frequente, expectoration sero-muqueuse, quelques râles sibilants dissemines dans les deux poumons

Depuis 24 heures apparition a la suite d'une emotion, de legeres contractures de la main gauche qui, en même temps, presente un peu d'insensibilite au toucher, a la douleur et a la temperature.

Cinq jours apres les signes de bronchite et de contracture avaient disparu.

*Le* 15 *mars.* — La femme L .. accouche naturellement d'un garçon vivant, pesant trois kilogr. Pendant le travail qui dura quatre heures 1/2, les contractures reparurent aux mains seulement et cessèrent apres l accouchement.

Cette malade se retablit promptement, et le 1er avril elle quittait l'hôpital ayant le cou aussi volumineux qu'au moment de son entree. Une annee apres, le goître presentait encore les mêmes dimensions.

## Observation VIII

(Lawson Tait Edinburgh Med. Journ mai 1875)

S R 43 ans, a eu 11 enfants Pendant sa dixieme grossesse elle remarqua la naissance d'un goître, cette tumeur, qui etait apparue dans les derniers mois, disparut rapidement apres l'accouchement. Elle revint a la onzieme grossesse, diminua encore beaucoup apres la delivrance, mais ne disparut plus completement En 1867, elle fit une fausse couche vers le quatrieme mois a ce moment le goître avait deja depasse le volume qu'il avait conserve apres la onzieme grossesse Neuf mois apres, elle eut une nouvelle fausse couche au troisieme mois Le goître avait deja commence a grossir et depuis lors il n'a pas diminue d'une façon notable Cette tumeur est tres grosse, trilobee et offre exactement les divisions anatomiques de la glande Les pertes ont cede completement par l'emploi du bromure de potassium à hautes doses.

## Observation IX (idem).

La femme, dont il a ete question dans l'observation precedente, m'amena un jour sa sœur, qui etait aussi affectee d un goître. Agee de 36 ans, elle avait eu deux enfants Chez elle le goître avait fait son apparition durant les derniers mois de la seconde grossesse et il commençait seulement à disparaître, plusieurs mois apres l'accouchement, lorsque je la vis en août 1868 Les deux sœurs declarerent alors, sans hesiter, que la tumeur avait ete plus volumineuse, pendant les trois derniers mois de la grossesse, qu'elle ne l'etait en ce moment. Elle aussi, avait des regles frequentes et abondantes.

## Observation X (idem).

Mme W..., âgee de 36 ans, se presente a l'hôpital pour differents symptômes d'une profonde anemie, compliquee d abondantes metrorrhagies. Elle porte un goître gros et trilobe, elle raconte qu'il apparut d'abord gros comme une petite loupe pendant le troisieme mois de sa premiere grossesse. Elle avait alors 24 ans. Il disparut apres l'accouchement, il reparut à chacune des grossesses suivantes, mais il ne disparut plus jamais completement comme apres la premiere, tout en diminuant neanmoins considerablement. Lorsque je la vis pour la première fois, son cou mesurait 18 pouces 1/2 (environ 47 centimetres) dans sa plus grande circonference Cette femme eprouvait de continuels acces de dyspnee, mais son anemie pouvait en être cause Elle avait sept enfants vivants, elle avait fait en outre une fausse couche entre la sixieme et la septieme grossesse et trois autres depuis la septieme. Elle nous apprit, qu'à chacune de ses quatre fausses couches de meme qu'a ses sixieme et septieme accauchements elle avait perdu une grande quantite de sang, cet accident ne lui etait jamais survenu avant la sixieme grossesse Je la soignai pour sa derniere fausse couche, l'hemorrhagie fut alors veritablement inquietante

Dans ses trois dernieres fausses couches, c'etait l'accroissement rapide de son goître qui l'avait empêchee d'arriver jusqu'a terme ; c'est elle-même qui donna ces details avec une parfaite conviction et sans aucune question insidieuse de ma part

### Observation XI (idem).

H M , âgee de 37 ans, a eu trois enfants a chaque grossesse, il se developpa un goître environ vers le quatrieme mois ce goître devenait toujours plus volumineux dans chacune des nouvelles grossesses, qu'il n'avait ete dans la precedente. Il disparaissait toujours rapidement apres l'accouchement Dans l'intervalle qui separa la deuxieme de la troisieme grossesse elle eut des regles tres abondantes. Il en a ete de même apres sa troisieme grossesse, aussi lorsque je la vis pour la premiere fois, elle etait serieusement anemique Sa derniere grossesse remontait a trois ans, et le goitre qui en resultait etait tres marque. Je lui fis prendre a chaque repas 20 grains de chlorate de potasse (environ 1 gramme 30) Cette medication eut pour resultat de faire cesser completement ces abondantes menstruations, et en même temps (du moins a ce que crut la malade, car pour moi je ne partageai pas le même avis) de réduire les dimensions du goître.

### Observation XII (idem).

Mme G 38 ans, je la vis pour la premiere fois le 5 mars 1869, elle avait alors un goître gros et dur Elle s'en etait aperçue pour la premiere fois a l'âge de 20 ans lorsque depuis cinq mois, elle etait enceinte de son premier enfant Ce goître augmenta sans cesse jusqu'a la naissance de l'enfant et disparut ensuite rapidement. Il revint a la seconde grossesse, exactement vers la même epoque que dans la premiere : cette fois il atteignit de plus grandes dimensions. Il diminua beaucoup apres la delivrance, mais il ne disparut plus completement Dans la suite elle eut encore onze enfants, à chacune de ces grossesses le goître recommença a augmenter toujours vers la même epoque, et chaque fois il prit un accroissement plus considerable que precedemment. Elle n'a jamais eu d'hemorrhagies post-partum ni de menorrhagies Elle ne paraissait pas être affectee d'une anemie tres marquee cependant elle etait tres abattue et semblait plus vieille qu'elle ne l'etait en realite Comme traitement elle faisait usage d'un liniment qui ne pouvait produire aucun effet sur le goître

## Observation XIII (idem).

S. J... 60 ans, a eu son premier enfant a 22 ans, elle se rappelle avoir eprouve un gonflement au cou pendant les deux ou trois derniers mois de sa grossesse. Il disparut aussitôt apres l'accouchement A 25 ans elle eut son second enfant, la tumeur reparut environ à la même epoque de la grossesse, peut être même un peu plus tôt, cette fois, elle ne disparut plus completement apres l'accouchement Cette femme eut encore treize grossesses; dans chacune d'elles le goître recommença a grossir vers le cinquieme mois et toujours il diminua aussitôt apres l'accouchement.

Pendant plusieurs annees, elle eut des regles tres abondantes qui debutèrent, croit-elle, apres la naissance de son septieme enfant Elle cessa d'être reglee a 52 ans ; elle etait tres anemique et ne resta d'ailleurs que tres peu de temps en observation

## Observation XIV (idem)

Besty L.., 33 ans, mariee a 16 ans, elle eut son premier enfant a 19. Elle se souvient parfaitement qu'au sixieme mois de cette grossesse, une tumeur commença a se developper au-devant de son cou cette tumeur alla en grandissant jusqu'au moment de l'accouchement, elle disparut ensuite tout à fait dans tous les points Le goître récidiva vers la même époque dans la seconde grossesse et dans les quatre autres suivantes chaque fois il devint plus volumineux que dans la grossesse précédente, et il disparut toujours après la délivrance A la septième il devint plus gros que dans toutes les autres Cette grossesse avait été gemellaire, et l'accouchement avait eu lieu huit mois avant que je ne visse la malade pour la première fois

Le goître n'avait pas entièrement disparu son volume était assez considérable pour attirer mon attention et me conduire à rechercher les antécédents A la suite de tous ses accouchements la malade avait eu de sérieuses hémorrhagies, depuis sa première grossesse, elle avait toujours été réglée toutes les trois semaines, même pendant la gestation et l'allaitement Ses règles duraient huit ou neuf jours et étaient très abondantes C'était une belle brune d'une constitution vigoureuse, et, quoiqu'il n'y eût aucune raison pour douter de son récit, son extérieur ne le confirmait certainement pas car elle ne présentait aucun signe d'anémie

### Observation XV (idem)

Emilie S . 33 ans, a été mariée à 14 ans et a eu six grossesses. Pendant chacune d'elles, son corps thyroïde a grossi dans les trois ou quatre derniers mois et a toujours diminué entièrement après l'accouchement. Lorsque je la vis pour la première fois le 25 mars 1870, elle avait un goître très marqué elle prétendait, qu'il n'avait plus que la moitié du volume qu'il avait atteint pendant sa dernière grossesse, en décembre 1869 Elle était très anémique et souffrait beaucoup de troubles dyspeptiques

### Observation XVI (idem)

Emma D . 38 ans mariée à 20 ans, pendant cette période d'années elle a été huit fois enceinte, mais elle a fait huit fausses couches. Quand je la vis en octobre 1869, elle avait un goître bien marqué, qui existait, disait-elle, depuis sa puberté. Jusqu'à la première grossesse il resta petit, mais lorsqu'elle fut enceinte, il grossit avec une telle rapidité que la respiration de la malade en fut sérieusement gênée. Après la délivrance, il reprit en très peu de temps ses premières dimensions.

Cette malade a toujours eu des règles abondantes et prolongées, avant comme après son mariage. A tous ses accouchements elle éprouva aussi des pertes de sang considérables. D'après ce qu'elle raconte, son goître aurait aussi augmenté à chaque grossesse, mais elle ne paraissait pas très affirmative sur ce point. Elle n'offrait d'ailleurs aucun trouble vasculaire ou nerveux.

### Observation XVII (idem).

Elisa S. 43 ans, mariée à 20 ans, elle eut son premier enfant pendant la même année. Vers le cinquième ou sixième mois de cette première grossesse, elle vit apparaître son goître. Depuis, elle eut dix grossesses successives, le goître avait disparu complètement après les cinquième et sixième accouchements, mais il grossit considérablement dans chacune des grossesses suivantes; aussi, en janvier 1870, il était très gros et très dur, mais il ne gênait que très peu la malade.

Depuis la première apparition de ce goître, elle a toujours eu des pertes sérieuses à toutes ses couches et ses menstrues ont toujours été très profuses.

### Observation XVIII (idem).

Henriette H. 44 ans, s'est mariée à 24 ans, après avoir eu un enfant deux ans auparavant. Sa troisième grossesse arriva au moment où elle atteignait 28 ans ; vers le cinquième mois de cette dernière grossesse, elle remarqua que son cou augmentait de volume. Le gonflement disparut apres la delivrance, mais il revint dans le cours de la quatrieme grossesse, sans disparaître cette fois apres l'accouchement Dans chacune de celles qui suivirent, il grossit encore La malade croyait que son goître avait surtout augmente a la suite d'une saignee copieuse qu'on avait pratiquee dans le but de le diminuer

Elle a toujours eu des pertes abondantes lors de ses accouchements ses regles ont toujours ete considerables Je ne la vis qu'une seule fois jamais je ne rencontrai un goître aussi volumineux

La plus grande circonference du cou atteignait 34 pouces (c'est-a-dire 86 centimetres 1/4)

### Observation XIX (*idem*)

Marie-Anne H , 38 ans autre malade de l'hôpital Birmingham, n'avait aucune trace de goître avant son mariage Il apparut durant sa premiere grossesse, mais ne disparut pas completement apres l'accouchement. Il augmenta ensuite graduellement a chacune des grossesses suivantes, tout en diminuant apres chaque delivrance La malade est veritablement anemique, depuis de longues annees elle a une menstruation tres abondante, mais elle ne peut dire si ses pertes sont anterieures ou posterieures a l'apparition du goître Elle est nee dans le Worcester, et elle a vecu a Hereford, Glocester Ludlow et Birmingham

### Observation XX (*personnelle*)

(Recueillie dans le service de M. Depaul)

Le 2 mai 1881, est entree a la clinique d'accouchements, Gabrielle P ., âgee de 32 ans Elle est couturiere, nee a Fourchambault (Nievre), elle habite Paris depuis une dizaine d annees Le goître est tres rare dans son pays natal, aucun membre de sa famille n a ete atteint de cette affection. Elle est d'une constitution vigoureuse et ne présente aucun signe de scrofule. Il y a huit ans, elle devint enceinte pour la première fois. Avant cette époque, elle n'avait jamais remarqué le plus léger gonflement du côté du cou. Vers le milieu de la grossesse, son corps thyroïde commença à augmenter de volume, il continua de s'accroître jusqu'au moment de l'accouchement. Pendant ce temps, elle éprouva une gêne assez marquée de la respiration. Au moment du travail, sous l'influence des efforts, le gonflement du cou, dit-elle, devint encore plus considérable. Après la délivrance, le goître diminua rapidement, il persista cependant en partie, malgré l'emploi d'une pommade iodée. Après cette époque, la tumeur resta stationnaire, la malade n'en souffrant pas ne s'en occupa plus. Cette femme nous déclare que ses règles étaient toujours très peu abondantes et que l'écoulement ne durait que deux jours, pendant la période menstruelle le goître n'augmentait pas de volume. Sept ans après son premier accouchement, elle devint de nouveau enceinte. Vers quatre mois 1/2, la tumeur qui était restée petite, recommença à grossir et alla en augmentant graduellement tous les jours. A la fin du septième mois, cette femme devint très oppressée, le moindre mouvement lui causait des accès de suffocation et tout travail lui était à peu près impossible. C'est ce qui la força à entrer à l'hôpital quelque temps après.

Au moment où nous voyons la malade pour la première fois, nous la trouvons assise sur son lit, la position horizontale, nous dit-elle, lui est très pénible. Son cou mesure 45 centimètres de circonférence, mais la glande thyroïde n'est pas uniformément hypertrophiée. Le lobe droit est beaucoup plus volumineux que l'autre, il y a 13 centimètres de hauteur, c'est par lui que la maladie a débuté. Le lobe gauche n'a que 8 centimètres dans son plus grand diamètre.

Le gonflement est souple, élastique, sans fluctuation ni changement de couleur à la peau ; il n'est pas non plus le siège de bruits vasculaires, ni de mouvements d'expansion. Quand on le presse avec les mains la malade éprouve un malaise très marqué et se récrie vivement. Cette femme tousse fréquemment ce qui augmente encore sa dyspnée. Le timbre de la voix n'est pas modifié, la parole est facile. La déglutition n'est aucunement entravée par la tumeur. Au cœur on ne trouve aucun bruit morbide, les battements sont nets et bien marqués. Le pouls radial est régulier et assez fort. L'auscultation de la poitrine ne nous fait découvrir aucun bruit pathologique. La malade n'éprouve pas de palpitations cardiaques, elle ne présente aucune apparence d'exophthalmie.

Le fœtus est incliné très obliquement à droite. La mère présente un gonflement très marqué des membres inférieurs; elle a en même temps de l'œdème sus-pubien. On ne trouve pas d'albumine dans l'urine.

*Le* 28 *mai.* — Le cou a légèrement grossi, il présente maintenant 45 centimètres 1/2 de circonférence. La malade éprouve toujours une grande difficulté à respirer, elle est devenue très irritable. L'enflure des jambes et l'œdème sus-pubien ont disparu en partie.

*Le* 1er *juin.* — La femme accouche avec assez de facilité; pendant le travail, le goître n'a pas subi une augmentation bien sensible. L'enfant se porte bien, mais il ne pèse que 2 kilog. 770.

*Le* 2 *juin.* — Le cou n'a plus que 44 centimètres.

*Le* 3 *juin.* — Le cou mesure 43 centimètres, la femme respire mieux; elle allaite son enfant.

*Le* 7 *juin.* — Le cou a 42 centimètres, M. Depaul ordonne de faire des frictions avec une pommade iodée.

*Le* 10 *juin.* — Le cou a 41 centimètres.

*Le* 12 *juin.* — Il n'a plus que 40.

*Le* 17 *juin.* — Nous ne trouvons plus que 39 1/2.

Le goître reste ensuite stationnaire pendant plusieurs jours, et, le 22 juin, la malade quitte l'hôpital.

# INDEX BIBLIOGRAPHIQUE

**J. L. Petit.** — Traité des maladies chirurgicales et des opérations qui leur conviennent (ouvrage posthume. Paris, 1740)

**Vidal** (de Cassis). — Traité de pathologie externe et de médecine opératoire.

**Boyer.** — Traité des maladies chirurgicales.

**Chailly** (Honoré). — Traité d'accouchements. Paris, 1845.

**Nélaton.** — Éléments de pathologie chirurgicale.

— Rapport de la commission créée par S. M. le roi de Sardaigne pour étudier le crétinisme. Turin, 1848.

**Tourdes.** — Du goître à Strasbourg (Gazette médicale de Strasbourg, novembre 1852).

**Laycock.** — (Edinburgh med. Journ., 1855).

**Grisolle.** — Traité de pathologie interne.

**Tardieu.** — Traité de pathologie et de clinique médicale.

**Larcher.** — De l'hypertrophie normale du cœur pendant la grossesse et de son importance pathologique (Archives générales de médecine, 1857).

**Ferrus.** — Mémoire sur le goître et le crétinisme. Paris, 1851.

**Bauchet.** — Thyroïdite et goître enflammé (Gazette hebdomadaire 1857).

**Nouel.** — Des tumeurs du corps thyroïde (Thèse d'agrégation. Paris, 1860).

**Bach.** — Mémoires de l'Académie de médecine, 1855.

**N. Guillot.** — De l'hypertrophie de la glande thyroïde chez les femmes enceintes (Archives générales de médecine, 1860).

**Mitchell** (Arthur). — British and foreign med. chir. rev., 1862.

**Lebert.** — Breslau, 1862.

**Tarnier.** — Traité d'accouchements de Cazeaux, 6e édition.

**F. Guyon.** — Archives de physiologie, 1870.

**Virchow.** — Pathologie des tumeurs, t. III.

**Lévêque.** — Injections insterstitielles iodées dans le goître. Thèse de Paris, 1872.

**Luton** — Article goître du Dictionnaire de Jaccoud

**Boéchat** — Recherches sur la structure normale du corps thyroide These de Paris, 1873

**Sappey.** — Traite d'anatomie descriptive.

**A Ollivier.** — Sur les maladies chroniques d'origine puerperale (Archiv gen med, janvier 1873)

**P. Berger.** — Examen des travaux recents sur l'anatomie, la physiologie et la pathologie du corps thyroide (Archiv gen med, juillet 1874)

**Lawson Tait** — Enlargement of the thyroid body in pregnancy (Edinburgh med journ, mai 1875)

**Duplay.** — Traite de pathologie externe Paris, 1877

**Pastriot.** — These de Paris, 1876

**Peter.** — Leçons de clinique medicale

**Nivet** — Association française pour l'avancement des sciences Congres de Paris, 1878

**Aubenas.** — Traite d'accouchements de Nœgele Traduction de la 8e edition allemande Paris, 1880



---

Imp A. Derenne, Mayenne — Paris, boulevard Saint-Michel, 52

www.ingramcontent.com/pod-product-compliance
Ingram Content Group UK Ltd.
Pitfield, Milton Keynes, MK11 3LW, UK
UKHW021131230726
13926UKWH00002B/733